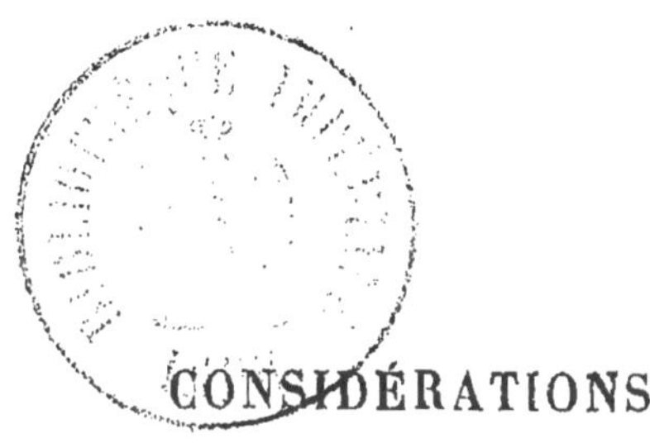

CONSIDÉRATIONS

SUR

LA PULVÉRISATION DE L'ÉTHER

CONSIDÉRATIONS

SUR LA

PULVÉRISATION DE L'ÉTHER

PAR

LE Dr M.-A. HORAND

Ex-médecin sous-aide de l'armée d'Italie
Ex-interne des hôpitaux de Lyon
Membre de la Société des sciences médicales de la même ville
Correspondant de la Société de médecine et de chirurgie pratiques de Montpellier

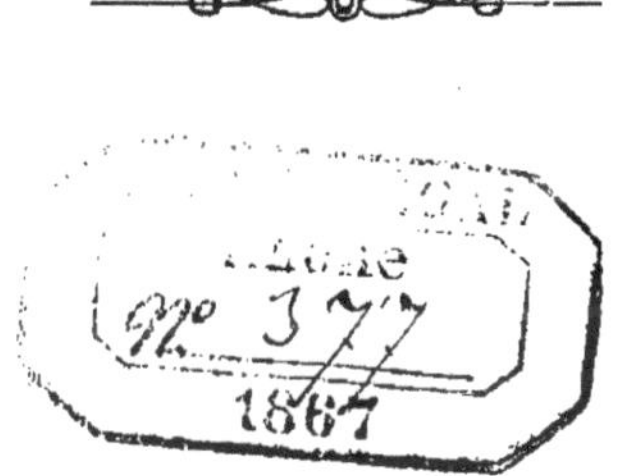

LYON

IMPRIMERIE D'AIMÉ VINGTRINIER

RUE BELLE-CORDIÈRE, 14.

1867

CONSIDÉRATIONS

SUR LA

PULVÉRISATION DE L'ÉTHER

L'application de la pulvérisation à l'éther a réalisé une idée qui, dès la plus haute antiquité, s'était présentée à l'esprit des chirurgiens.

Détruire la sensibilité dans une région du corps, afin d'épargner aux malades les douleurs d'une opération chirurgicale, tel fut, en effet, l'objet des premières recherches, mais dont le résultat fut la découverte de l'anesthésie générale. Celle-ci une fois connue se répandit avec la rapidité de l'éclair, et, pendant toute la période d'enthousiasme, on songea peu à trouver le moyen d'éteindre localement la sensibilité. Pourtant, on ne renonça point complètement à cette idée, puisque Simpson et Nunneley entreprirent dans ce sens des expériences sur les animaux au moyen d'applications d'éther. Ce n'est que lorsqu'on s'aperçut des dangers inhérents à l'emploi de l'éther ou du chloroforme pour déterminer l'anesthésie générale que l'on revint à l'idée première. Des essais furent faits alors non-seulement à l'étranger, mais aussi en France, où depuis longtemps les chirurgiens ont recours à l'éther vaporisé pour produire l'anesthésie locale.

Déjà en 1854, l'*Union médicale*, de Paris, faisait connaître un petit appareil construit par M. Mathieu, sur les indications de M. Guérard, et destiné à favoriser la vaporisation de l'éther.

Ces tentatives eurent peu de retentissement et il faut arriver jusqu'en 1866 pour voir l'anesthésie locale s'ériger en méthode au moyen de l'éther pulvérisé.

L'application de la pulvérisation à l'éther a donc joué un rôle important, et si M. Giraldès paraît en avoir eu le premier la pensée, comme le dit M. Perrin, il faut reconnaître que c'est à M. Richardson que revient l'honneur d'avoir constitué l'anesthésie locale, à l'aide de l'éther, en une méthode pratique qui reçoit chaque jour une nouvelle consécration.

Depuis la note publiée le 3 février 1866 dans *The Medical Times and Gazette*, par ce chirurgien anglais, sur la pulvérisation de l'éther comme moyen d'anesthésie locale, de nombreuses expériences ont été faites et les résultats obtenus permettent d'affirmer que l'éthérisation localisée réalise un progrès important qui permet de multiplier le nombre des cas où l'on peut faire bénéficier les malades de la suppression de la douleur, et cela sans les exposer à aucun danger.

Non-seulement la chirurgie s'est emparée de ce moyen, mais les médecins et les accoucheurs lui ont aussi trouvé d'heureuses applications que la presse médicale s'est empressée de faire connaître.

Etudier les conditions qui favorisent les effets de la pulvérisation de l'éther, apprécier ces effets et chercher à en multiplier les applications, tel est le but de ce travail.

I. — Conditions qui favorisent les effets de la pulvérisation de l'éther.

L'éther pulvérisé produit un refroidissement dont l'intensité varie suivant certaines causes que nous devons étudier tout d'abord, puisque cet abaissement de température constitue la base de l'éthérisation localisée.

Ces causes se rapportent soit à la construction et à la manipulation du pulvérisateur, soit à l'éther lui-même.

A. — *Pulvérisateur.* — Les conditions indispensables relatives au pulvérisateur et à sa manipulation pour obtenir le plus de froid possible et dans le plus court espace de temps, ces conditions, disons-nous, peuvent se ranger sous deux chefs et être formulées ainsi qu'il suit :

Il faut :

1° Que la division des molécules soit aussi complète que possible ;

2° Que la pulvérisation soit rapide.

Ces deux conditions reposent sur ce fait, que le refroidissement des parties sur lesquelles on projette un liquide volatil est en rapport direct avec la multiplicité et le renouvellement des contacts.

On conçoit aisément que si l'on a une couche considérable d'éther à la surface des tissus, la molécule qui touche la peau s'échauffe d'abord, puis transmet une partie de sa chaleur à la molécule supérieure et ainsi de suite, jusqu'à ce que l'équilibre de température s'établisse entre toutes les molécules, ce qui demande un certain temps, puisque la transmission de la chaleur à travers les liquides est loin d'être instantanée. Par conséquent, plus la couche d'éther projetée sur les tissus sera ténue, plus la vaporisation sera rapide, et si l'on pouvait arriver à avoir une couche d'une épaisseur pour ainsi dire infinitésimale, le temps nécessaire à la vaporisation serait presque nul.

Remarquons aussi que plus les molécules sont petites, plus les contacts sont grands, et plus l'évaporation et la vaporisation ont chance de se produire.

La conclusion de ceci, c'est qu'il ne suffit pas de se servir d'un pulvérisateur, mais qu'*il faut encore que cet appareil divise le plus possible les molécules d'éther*. Or, pour atteindre ce but, les orifices de sortie du liquide d'abord, puis du liquide mêlé à l'air doivent être très-petits.

Une autre conclusion, c'est que *la distance à laquelle la pulvérisation est la plus complète varie avec les appareils*. Il faut donc chercher ce point et non se fixer sur les distances indiquées dans les publications.

La pulvérisation *doit être rapide* pour plusieurs raisons. La première, c'est que si la pulvérisation est rapide, on ne donne pas aux tissus le temps de se réchauffer; car, au fur et à mesure qu'une molécule d'éther est vaporisée, elle est remplacée par une autre qui subit le même sort. Ce fait est facile à vérifier par l'expérimentation, et, pour notre part, nous l'avons observé plusieurs fois d'une façon irrécusable.

La seconde raison, c'est que plus la pression exercée sur l'éther est énergique, plus la vitesse de son écoulement est considérable, et, par suite, plus sa division est complète.

La troisième raison, c'est que l'éther, sous une même pression, acquérant une vitesse trois fois plus grande que celle de l'air, en raison de sa densité, et entraînant par son mouvement une très-grande quantité d'air ambiant, l'évaporation devient de plus en plus énergique au fur et à mesure qu'on augmente la rapidité de son écoulement. Car, outre l'action de la vaporisation, on doit aussi attribuer une partie du refroidissement produit par l'éther pulvérisé, à l'évaporation qu'il éprouve comme tout liquide en présence de l'air non saturé de la vapeur provenant de ce liquide.

De tous les pulvérisateurs, celui de M. Richardson est sans aucun doute le plus avantageux pour la pulvérisation de l'éther. Il est trop connu aujourd'hui pour que nous croyions devoir en donner la description. Nous dirons seulement que la forme recourbée du tube, la simplicité, la solidité, l'action pulvérisante, le mode d'insufflation de l'air et la manipulation facile de cet appareil sont autant de qualités qu'on se plaît à lui reconnaître, et qui font sa supériorité sur ceux imaginés jusqu'à ce jour. On lui a reproché d'avoir un tube intérieur métallique, susceptible, par conséquent, d'être altéré par les substances dissoutes dans les liquides pulvérisés, mais cet inconvénient n'a pas lieu si l'on se sert de cet appareil uniquement pour la pulvérisation de l'éther, c'est-à-dire pour le but dans lequel il a été construit. Après avoir fait de nombreux essais avec l'appareil de M. Stapfer, nous sommes demeuré convaincu que celui de M. Richardson est préférable, non-seulement pour l'emploi de l'éther pulvérisé, mais encore pour la pulvérisation dè liquides de composition variable. Pour ne signaler qu'un des inconvénients de l'appareil de M. Stapfer, nous dirons qu'avec cet appareil on ne peut pulvériser ni l'arrière-gorge ni le col utérin, comme on le fait avec l'appareil de M. Richardson. D'ailleurs, on peut remplacer le tube métallique de l'appareil de M. Richardson par un tube en verre, comme

2

nous l'avons fait, et alors on a un pulvérisateur pouvant servir à la pulvérisation des liquides de toute nature.

B. — *Ether.* — L'éther, comme on le sait, est préférable au chloroforme pour produire le refroidissement des tissus et, parmi les éthers, l'éther sulfurique est celui que l'on emploie de préférence.

L'éther sulfurique doit être *rectifié*, *très-pur* et *aussi froid* que possible.

Tous ceux qui se sont occupés de cette question ont remarqué l'importance de se servir de l'éther rectifié. Non-seulement l'éther mal rectifié ne produit ni l'insensibilité de la peau ni le refroidissement, mais il détermine une sensation désagréable, une sensation de brûlure qui a été mentionnée par M. Ansiaux et dans *The Lancet* (nº du 16 avril 1866). L'éther rectifié à 65 degrés ne produit qu'une sensation de froid très-franche, en même temps qu'il abaisse la température des tissus et détermine l'insensibilité. C'est donc de l'éther à 65 degrés dont il faut faire usage. Mais il peut arriver que cet éther soit encore impur, et dans ce cas, il est souvent falsifié avec de l'alcool. Un moyen bien simple permet de reconnaître promptement cette falsification, il suffit pour cela de mettre dans l'éther quelques grains de fuchsine. Si l'éther contient une quantité même très-minime d'alcool, il prend immédiatement une coloration rouge, dont l'intensité varie avec la proportion d'alcool, tandis que lorsque l'éther est privé complètement d'alcool, il ne se produit aucune coloration.

Personne, que nous sachions du moins, n'a insisté jusqu'à ce jour sur l'importance de se servir d'éther froid, et cependant cette condition a des avantages sérieux. C'est en faisant nos expériences en collaboration de M. Gailleton, chirurgien en chef de l'Antiquaille, que notre attention a été attirée sur ce point. Nos essais se faisaient en hiver et nous constatâmes que lorsque le flacon d'éther avait été exposé au froid, en le tenant en dehors des fenêtres, le refroidissement était presque instantané, tandis que lorsqu'on l'avait laissé dans une pièce chaude, le refroidissement ne se produisait pas ou se faisait longtemps attendre. A partir de ce moment, nous prîmes la précaution de *tenir le flacon d'éther dans une pièce froide* ou *de le plonger dans de l'eau glacée* avant de nous en servir, et de cette façon, *nous avons toujours obtenu très-rapidement la coloration blanche de la peau.*

La température de la chambre dans laquelle a séjourné l'éther n'est pas la seule cause susceptible d'échauffer ce liquide, et la température de la main qui tient le flacon du pulvérisateur pendant l'opération a également une influence bien marquée. Cette influence est variable, attendu que le degré de température de la paume de la main n'est ni constant ni le même chez tous les individus. Mais ce qu'il importe de savoir, c'est que chez des sujets bien portants la température de cette région peut être de 35 degrés centigrades. Il est évident que la mauvaise conductibilité du verre et par suite l'épaisseur du flacon diminueront l'influence de la température de la main mais ne la détruiront point d'une manière complète.

En faisant tenir un flacon d'éther à 17 degrés avec la main à 35 degrés, nous avons vu le thermomètre monter à 25 degrés au bout de 5 minutes, et à 29 degrés au bout de 10 minutes.

Il s'ensuit qu'il y a certaines précautions à prendre dans la manipulation de l'appareil.

D'autres causes peuvent échauffer l'éther, ce sont la température de l'air insufflé et la pression exercée par cet air dans l'intérieur du flacon.

Si l'on opère en hiver dans une chambre chauffée, il faudra donc s'éloigner autant que possible de la bouche de chaleur. Quant à l'influence de la pression, on ne peut s'y soustraire avec le mode de fonctionnement des appareils connus, mais d'ailleurs cette influence est peu sensible relativement à celles que nous avons signalées et qu'il est facile de détruire.

En résumé, nous attachons, avec M. Gailleton, une grande importance à se servir d'éther froid, et ce que la pratique nous a appris, la théorie devait le faire pressentir, car il est évident que plus l'éther est froid, plus il emprunte pour se vaporiser de chaleur aux tissus avec lesquels il est mis en contact.

Ceci posé, quel est le refroidissement que peut produire la pulvérisation de l'éther, soit avec l'appareil de M. Richardson, soit avec celui de M. Stapfer?

D'après M. Richardson, l'éther pulvérisé dirigé sur la boule du thermomètre, fait descendre le mercure à 6 degrés Fahrenheit et y produit une couche de neige fournie par la vapeur atmosphérique.

M. Ansiaux a constaté que le froid produit par la pulvérisation de l'éther avec l'appareil de M. Richardson est très-intense; c'est ainsi qu'en moins d'une minute il a fait descendre un thermomètre qui marquait 12° centigrades au-dessus de zéro à 18 degrés au-dessous, soit une différence de 30 degrés.

En expérimentant avec l'appareil de M. Stapfer dans une chambre à 17° centigrades avec de l'éther très-pur rectifié à 65° et à la température de 17°, nous avons fait descendre un thermomètre à alcool qui marquait 17° au-dessus de zéro à 17° au-dessous, soit une différence de 34 degrés centigrades en une minute et demie. Cette expérience, renouvelée trois fois de suite, nous a donné trois fois le même résultat.

Avec le même appareil, mais en nous servant d'éther très-pur rectifié à 65° et à la température de 3 degrés au-dessus de zéro, obtenue en entourant le flacon de morceaux de glace, nous avons fait descendre un thermomètre à alcool qui marquait 15 degrés au-dessus de zéro à 10 degrés au-dessous, soit une différence de 25 degrés centigrades *en 30 secondes*.

II. — Effets produits sur les tissus par l'éther pulvérisé.

Jusqu'ici nous avons presque limité l'étude des effets de l'éther pulvérisé à ceux produits sur le thermomètre. Cette étude nous a permis d'arriver à des données précises et utiles à connaître, mais elle ne nous autorise pas à conclure de ce qui se passe sur le thermomètre, à ce qui doit avoir lieu sur les tissus. Ce sont donc ses effets sur les tissus, sur la peau en particulier, que nous allons étudier.

Lorsqu'on pulvérise de l'éther rectifié, très-pur et froid, sur un point fixe de la peau, la température de celle-ci s'abaisse rapidement, sa coloration pâlit, et au bout d'une demie, une, deux ou trois minutes, elle prend subitement une coloration blanche caractéristique. En même temps, elle se durcit et devient insensible. Nous avons déjà dit, à l'occasion de la pureté de l'éther, quelles sont les sensations qu'éprouvent les malades, mais nous devons ajouter qu'au moment où se produit subitement cette coloration blanche, les malades éprouvent soudain une sensation spéciale de tiraillement qui leur fait pousser un petit gémissement. Cette sensation n'est bien caractérisée qu'à la face, et c'est en général sur les joues que nous l'avons vue se produire plusieurs fois chez la même malade.

Si, au moment où se manifeste cette coloration blanche, on suspend la pulvérisation, la peau au bout de quelques secondes reprend sa souplesse, sa coloration, sa chaleur et sa sensibilité naturelles. Le retour de la sensibilité n'est pas instantané, elle reste obtuse quelques secondes encore, alors même que la peau a repris sa coloration ordinaire. Enfin, il survient une cuisson légère et la peau rougit un peu, mais cette période de réaction, à peine sensible dans un grand nombre de cas, se dissipe promptement.

Si, au contraire, on continue la pulvérisation, la coloration blanche de la peau augmente, mais c'est surtout son durcissement qui s'étend en profondeur et son insensibilité qui devient plus complète encore. Si on s'arrête à ce moment, la peau conserve un instant cet aspect, puis elle reprend peu à peu ses caractères normaux. La réaction se fait sans aucun accident; un peu de cuisson et de rougeur sont les seuls phénomènes qui la caractérisent.

A quel degré se produit cette coloration blanche subite de la peau?

Deux expériences instituées dans ce but nous ont donné les résultats suivants :

Ayant appliqué un thermomètre à alcool sur le ventre

d'une malade qui devait être ponctionnée pour un kyste de l'ovaire, et au point choisi pour la piqûre du trocart, nous avons vu le thermomètre monter à 27°. Pulvérisant alors de l'éther à 14°, avec l'appareil de M. Richardson, sur la boule du thermomètre, au bout de 40 secondes, la coloration blanche de la peau se manifesta subitement tout à l'entour, le thermomètre marquait alors 1 degré au-dessus de zéro. Continuant la pulvérisation pendant encore 40 secondes, il se produisit une couche de neige sur le thermomètre descendu alors à 10 degrés au-dessous de zéro. A ce moment la piqûre fut faite sans douleur. Nous ajouterons que le lendemain il n'y avait aucune trace d'inflammation au niveau du point pulvérisé.

La seconde expérience a été faite sur une malade éprouvant des douleurs dans la cuisse, sur le trajet du nerf sciatique, douleurs symptomatiques d'une affection utérine. Le thermomètre maintenu, appliqué sur la fesse au niveau de l'échancrure sciatique, s'arrêta au bout de quelques minutes à 27° 1/2. La pulvérisation fut faite avec de l'éther à 17° 1/2 et avec l'appareil de M. Richardson. Au bout de 90 secondes, la coloration blanche de la peau se produisit subitement et le thermomètre marquait alors 1 degré au-dessus de zéro.

L'expérience achevée, nous promenâmes le jet d'éther sur une certaine étendue du trajet du nerf sciatique, et après la séance, la malade éprouva un soulagement tel qu'elle put marcher comme elle ne l'avait pas fait depuis longtemps, nous dit-elle. Malheureusement ce résultat n'a été que de courte durée, de deux heures environ.

Il résulte de ces deux expériences que la coloration blanche de la peau, et par conséquent l'abolition de la sensibilité s'est produite dans les deux cas au moment où le thermomètre marquait 1 degré au-dessus de zéro. Pour arriver à ce degré de température, le temps a été différent, quoique la température de la peau fût à peu près la même. Mais cette différence peut s'expliquer et vient à l'appui des opinions que nous avons émises sur l'importance qu'il faut attacher à la température de l'éther et à la rapidité de la pulvérisation. Dans le premier cas, l'éther était à 14° 1/2, dans le second, il était à 17° 1/2, soit une différence de trois degrés. Dans le premier cas, la pulvérisation fut rapide, dans le second, elle fut lente.

Toutefois, cette différence peut encore tenir à une autre cause que nous devons chercher à apprécier. Cette cause, c'est la vascularité des tissus, de la peau en particulier, sur lesquels on projette l'éther pulvérisé, vascularité qui empêche le refroidissement de se produire et varie suivant les régions du corps.

Ce fait est connu depuis longtemps et l'on sait qu'il suggéra à M. Richet l'idée d'interrompre la circulation veineuse en appliquant une ligature sur la racine de l'orteil avant de laisser tomber goutte à goutte l'éther dans l'opération de l'ongle incarné.

Nous avons observé plusieurs fois cette influence de la vascularisation et notamment dans un cas de tumeur érectile, où malgré une pulvérisation prolongée on ne put obtenir la coloration blanche de la peau et l'abolition de la sensibilité. Pourtant dans les cas d'abcès chauds, de phlegmons, on peut arriver au refroidissement et à l'insensibilité de la peau. Il faudra seulement plus de temps et un froid plus intense. Tout récemment encore, dans un cas de phlegmon considérable du mollet chez une jeune fille, nous avons vu l'éther pulvérisé produire le résultat désiré avec une petite quantité d'éther froid rectifié à 65° et très-pur; la peau devint blanche et l'incision fut faite sans douleur. Mais dans ce cas, comme dans les cas analogues, la pulvérisation de l'éther fut douloureuse. Quant à la réaction, elle fut nulle.

M. Ansiaux a constaté que le refroidissement est plus rapide chez les enfants et chez les personnes âgées que chez les adultes.

On sait aussi que les corps gras empêchent le refroidissement, et si l'on peut s'en servir pour protéger les parties voisines, on doit avoir soin de les enlever au niveau des points dont on veut abolir la sensibilité.

L'éther pulvérisé ne détermine-t-il l'insensibilité de la peau que par suite du refroidissement produit, ou bien a-t-il en même temps une action anesthésique?

Pour M. Perrin, l'éther n'exerce localement aucune action anesthésique, mais seulement un refroidissement des tissus. Ce qui nous porte à considérer cette opinion comme exacte, c'est que lorsque l'éther pulvérisé ne produit pas le refroidissement, quelle que soit la quantité employée, l'on constate la persistance de la sensibilité de la peau.

Nous avons vu à quel degré se produit l'insensibilité de la peau soumise à l'action de l'éther pulvérisé, il resterait à savoir si l'action prolongée de la pulvérisation pourrait occasionner des accidents locaux; mais ce sont là des expériences qu'on n'est point autorisé à faire sur les malades.

Quoique l'éther pulvérisé ne produise l'insensibilité que par le refroidissement, il n'en reste pas moins, comme l'a admis M. Tillaux, que ce moyen est bien supérieur au mélange réfrigérant.

III. — Applications de l'éther pulvérisé.

Nous examinerons successivement les applications de l'éther pulvérisé au point de vue médical, chirurgical et obstétrical.

A — Depuis plusieurs années on fait usage en médecine des applications d'éther ou de chloroforme pour calmer certaines douleurs névropathiques et si pendant un certain temps on a pu accorder à ces substances une action locale stupéfiante, on est d'accord aujourd'hui pour rattacher les modifications de la sensibilité qu'elles produisent dans ces cas uniquement à la réfrigération. Mais ces applications sont souvent sans effet, et cela se conçoit facilement, car une foule de causes peuvent diminuer leur action réfrigérante et même l'empêcher complètement de se produire.

A cette méthode incertaine on ne pouvait manquer de substituer la pulvérisation de l'éther qui agit de la même manière et dont l'action peut, de plus, être graduée suivant les indications.

La presse médicale a déjà enregistré des cas de névralgie et de lumbago traités avec succès par l'éther pulvérisé. M. Lubelski, médecin à l'hospice de l'Enfant-Jésus, à Varsovie, a même pu guérir une petite fille de 7 ans, atteinte d'une chorée très-prononcée en lui pulvérisant de l'éther le long du rachis.

Les premiers essais en médecine de cette nouvelle méthode sont donc fort encourageants et l'absence de dangers inhérents à son emploi ne peut qu'engager les praticiens à en multiplier les applications.

Il résulte des expériences que nous avons faites dans ce sens que l'éther pulvérisé est un excellent moyen pour calmer les douleurs localisées et que le soulagement en est immédiat, mais il résulte aussi de ces mêmes expériences que les effets obtenus peuvent n'être que momentanés et les douleurs reparaissent peu de temps après la pulvérisation de l'éther.

A l'appui de cette opinion il nous serait facile de fournir plusieurs observations, mais les deux faits suivants nous semblent suffisants.

Le premier se rapporte à un malade entré dans le service de M. Gailleton pour une névralgie du canal de l'urèthre et qui fut traité par l'éther pulvérisé. La pulvérisation fut faite sur le trajet du canal, jusqu'à la production de la coloration blanche de la peau. Après chaque séance ce malade éprouvait un soulagement de quelques heures, mais les douleurs reparaissaient ensuite avec la même intensité. Il sortit de l'hospice non guéri.

Le second fait est relatif à une jeune fille atteinte d'une gastralgie avec vomissements alimentaires. Après avoir vainement épuisé la série des moyens usités en pareil cas, nous eûmes recours à la pulvérisation de l'éther sur la région épigastrique. Cette pulvérisation, bornée à une petite étendue, et prolongée jusqu'à la production de la coloration blanche de la peau, n'avait d'autre inconvénient que de déterminer un sentiment d'angoisse, du reste de courte durée. Faite loin des repas elle ne produisait aucun résultat, tandis que appliquée une heure avant, elle permettait à la malade de garder les aliments, sinon en totalité au moins en grande partie. Ce résultat nous faisait espérer une modification heureuse de l'état de notre malade; mais le jour où nous suspendîmes l'usage de l'éther pulvérisé les vomissements reparurent comme avant l'emploi de ce moyen.

B — C'est surtout en chirurgie que l'éther pulvérisé a trouvé, comme moyen d'anesthésie locale, de nombreuses et utiles applications.

Les opérations pour lesquelles on y a eu recours sont les suivantes :

Ouverture d'abcès; incision de panaris, d'anthrax, de fistules à l'anus et du sphincter pour l'extirpation d'un polype du rectum (M. Spencer Wells).

Ponction d'ascite, de kyste de l'ovaire, d'abcès par congestion.

Ablation de tumeurs de diverse nature, telles que loupes de la tête, lipomes, etc.

Opération du phimosis. Extraction de dents, d'ongle incarné. Excision de végétations de la vulve. Cautérisation avec les caustiques.

Amputation des doigts. Résection de l'épaule (M. Dolbeau). Opération césarienne (M. Greenhalgh). Ovariotomie (M. Spencer-Wells et M. Thorburn).

Réduction de hernie (M. Barclay). Une hémorrhagie après l'accouchement a été arrêtée par l'éther pulvérisé, dans le service de la Maternité de Glascow.

Il est une application de la pulvérisation de l'éther, que nous désirons faire connaître, car son efficacité ne s'est jamais démentie dans les nombreux essais qu'il nous a été donné de faire dans le service de M. Gailleton.

Il s'agit d'utiliser ce moyen pour épargner aux malades les douleurs de l'épilation. *A l'aide de l'anesthésie locale produite par l'éther pulvérisé nous avons pu épiler sans douleur des malades atteints de favus, de sycosis et d'impétigo de la barbe.* Parmi ces malades, il est une jeune fille placée dans le service de M. Dron, chirurgien en chef désigné de l'Antiquaille, qui n'avait jamais voulu se laisser épiler et acceptait très-bien cette petite opération, pourvu que l'on fît usage de l'éther pulvérisé.

La coloration blanche qui indique que la sensibilité est éteinte se produit facilement soit sur le cuir chevelu, soit sur les joues et les lèvres. Seulement il faut avoir la précaution de couper préalablement les cheveux ou les poils, afin que l'éther puisse arriver directement au contact de la peau.

Lorsque cette coloration se manifeste, on projette l'éther sur un point voisin et pendant ce temps on épile la région anesthésiée.

Cette opération n'est ni douloureuse, ni suivie de réaction inflammatoire. Les jours suivants on trouve au niveau des points épilés de petites pustules, comme cela s'observe toujours à la suite de l'épilation ordinaire.

Une question toute naturelle se présente ici, c'est de savoir si la pulvérisation de l'éther, tout en facilitant l'épilation, n'a pas une action favorable sur la destruction du parasite. Ainsi se trouverait conciliées les deux opinions qui ont cours dans la science relativement à l'épilation, jugée nécessaire par quelques spécialistes et considérée comme inutile par d'autres.

Nos expériences ne sont pas assez complètes pour nous permettre de conclure à cet égard, seulement nous pouvons dire que l'épilation, faite de la sorte, a produit de bons résultats et qu'elle a donné à elle seule des guérisons dans des cas où l'affection était de nature parasitaire.

Ces essais nombreux et variés nous autorisent à admettre que l'éther pulvérisé est appelé à rendre de véritables services, comme moyen d'anesthésie locale. Toutefois, il est difficile, à l'exemple de certains chirurgiens anglais, d'exagérer l'importance de cette méthode, et ce serait une erreur de croire qu'elle puisse s'appliquer à toutes les opérations et se substituer à l'anesthésie générale.

Si les indications et les contre-indications de la pulvérisation de l'éther ne peuvent être encore formulées d'une manière précise, les faits publiés permettent déjà certaines considérations d'un intérêt pratique, sur lesquelles nous désirons attirer l'attention.

MM. Betbeze et Bourdillat, internes de M. Demarquay, dans un mémoire publié au mois de juin 1866 dans l'*Union médicale de Paris*, ont émis l'opinion que l'anesthésie locale produite par l'éther pulvérisé, ne doit jamais être employée dans les opérations autoplastiques, car suivant eux la réaction qui survient pourrait porter une profonde atteinte à la vitalité des lambeaux et déterminer leur mortification.

Cette opinion nous paraît sujette à discussion, attendu qu'elle repose sur un fait en désaccord avec ce que nous avons observé, c'est-à-dire sur une réaction consécutive bien marquée. Or, nous pouvons affirmer que la réaction est à peu près nulle, toutes les fois que l'on se contente de produire le refroidissement nécessaire à l'abolition de la sensibilité des tissus. La meilleure preuve que nous puissions fournir à l'appui de l'opinion que nous soutenons, c'est que cette réaction n'empêche nullement la réunion immédiate d'avoir lieu.

Nous citerons trois cas que nous avons observés et dans lesquels la réunion immédiate a été complète.

Obs. i. — Athérome du milieu de la joue droite, du volume d'une grosse noix, opéré par M. Desgranges le 4 mars 1867.

Anesthésie locale préalable, presque instantanée. Incision de la tumeur. Dissection et énucléation de la poche kystique. 2 points de suture entrecoupée. Pansement simple.

Après l'opération le malade déclare n'avoir rien senti, pas même les points de suture. Ablation des fils le 2e jour. Réunion immédiate complète. Pas une seule goutte de pus n'a été constatée sur le pansement.

Obs. ii. — Loupes de la tête opérées par M. Desgranges le 2 avril 1867.

L'une a le volume d'un petit œuf et siége sur le sinciput, l'autre de la grosseur d'une petite noix occupe la partie supérieure du front.

Anesthésie locale préalable, la peau blanchit très-rapidement. Incision de la tumeur. Dissection et énucléation de la poche. 2 points de suture pour la tumeur du sinciput; 1 point de suture pour celle du front. Pansement simple.

Ces deux opérations se font sans douleur et la réunion immédiate a lieu au niveau des deux incisions.

Obs. iii. — Lipome de la région sous-coracoïdienne, opéré le 15 avril par M. Desgranges (service de la clinique chirurgicale).

Anesthésie locale préalable. Transfixion du lipome. Énucléation et dissection. 2 points de suture.

Ablation des points de suture le 18 avril. Réunion immédiate complète.

Il est donc bien démontré que l'anesthésie locale produite par la pulvérisation de l'éther *n'empêche pas la réunion immédiate* et que *la réaction est à peu près nulle*. Il y a par conséquent des probabilités pour qu'elle puisse être appliquée sans inconvénient aux autoplasties.

On a manifesté quelques craintes pour les opérations pratiquées sur les muqueuses et sur les régions où la peau est très-sensible.

Pourtant Hardy, de Dublin, employait les injections de chloroforme pour calmer les douleurs du cancer utérin et il ne dit pas que ces injections fussent bien douloureuses.

Nous avons cité et vu des opérations qui ont été pratiquées soit sur l'anus, soit sur la vulve et pour lesquelles on s'est servi de l'éther pulvérisé sans aucun inconvénient. Nous pourrions encore fournir un cas où la pulvérisation de l'éther fut appliquée à plusieurs reprises à un chancre syphilitique du sillon balano-préputial, sans déterminer de douleurs vives. Nous avons pu également faire usage avec avantage de ce mode d'anesthésie locale pour faciliter l'incision d'un furoncle du sourcil et de la paupière. Enfin, nous rappellerons que la pulvérisation de l'éther a été faite sur le trajet du canal de l'urèthre chez un malade de l'Antiquaille, et l'on sait pourtant combien la peau du scrotum est sensible à l'action de l'éther.

Donc la sensibilité des muqueuses et celle de la peau de certaines régions ne sont pas une contre-indication formelle à l'emploi de l'éther pulvérisé.

Ne peut-il pas y avoir d'autres contre-indications ?

Tous les chirurgiens savent combien sont fréquents les exemples de tétanos survenant à la suite de lésions traumatiques des doigts, surtout lorsque les malades s'exposent à un refroidissement, aussi nous nous sommes demandé si l'on pouvait avoir recours sans inconvénient à l'éther pulvérisé pour pratiquer des opérations sur des parties mutilées ?

Nous ne pouvons formuler d'opinion à cet égard, n'ayant à notre disposition qu'une seule observation qui se rapporte à cette question. Nous nous bornerons donc à la faire connaître, sans en tirer aucune conclusion.

Il s'agit d'un jeune homme qui, par suite d'un accident de chasse, datant d'un mois environ, était atteint d'une nécrose de la phalangette de l'index droit, avec altération fongueuse des parties molles. L'os nécrosé formait une saillie incommode et entretenait une suppuration peu abondante, mais intarissable. Ce jeune homme s'adressa à M. Bonnaric, médecin de l'Antiquaille, qui lui proposa une petite opération.

On pratique l'anesthésie de l'extrémité du doigt avec l'éther pulvérisé. L'insensibilité est obtenue rapidement. Les parties molles sont incisées de chaque côté de l'os nécrosé et celui-ci sectionné avec la pince de Liston au-delà des limites de la nécrose. On rapproche les parties molles avec des bandelettes de diachylon et huit jours après la cicatrisation est complète.

A cette occasion nous rappellerons que Jules Roux, de Toulon, proposa en 1848 de modifier la sensibilité douloureuse du moignon de certains amputés par des applications locales de chloroforme ou d'éther, afin d'éviter le tétanos.

Si l'éther pulvérisé a arrêté une hémorrhagie puerpérale,

peut-on en conclure d'une manière générale que ce moyen soit un hémostatique? Nous ne le pensons pas. Ce que l'on observe du moins dans les opérations où l'on a recours à ce moyen, paraît contraire à cette manière de voir. Il semble, en effet, que la pulvérisation de l'éther favorise l'hémorrhagie au commencement de son application et surtout au moment de la réaction. Lorsque par suite d'un refroidissement intense la peau ou les tissus ont blanchi et se sont durcis fortement, on peut opérer à sec; mais lorsque la chaleur et la souplesse reviennent, le sang coule en assez grande abondance pendant un instant. Ceci s'explique par la paralysie des nerfs vaso-moteurs produite par l'action du froid et qui fait que les vaisseaux restent béants.

Il nous semble qu'on pourrait utiliser cet écoulement sanguin favorisé par la pulvérisation de l'éther, pour l'*application des ventouses scarifiées.*

D'un côté, l'insensibilité et le durcissement de la peau faciliteraient l'application du scarificateur; d'un autre côté, l'écoulement du sang, rendu plus abondant, favoriserait l'action demandée à la ventouse scarifiée.

Bien que l'éther pulvérisé ne soit pas un hémostatique, il ne s'ensuit pas moins que le fait publié dans le numéro de septembre 1866, du *Glascow, Medical Journal*, a une certaine valeur, puisqu'il nous apprend que ce moyen appliqué sur l'hypogastre peut provoquer la contraction de l'utérus, et cette contraction est le véritable hémostatique de la métrorrhagie après l'accouchement. La glace appliquée sur l'hypogastre produit le même résultat, mais moins rapidement, et de plus, il est toujours possible de se procurer de l'éther, surtout dans une maternité, tandis que la glace est souvent fort rare.

Tous les chirurgiens qui se sont servis de l'éther pulvérisé pour pratiquer des opérations, ont constaté qu'il durcit les tissus et rend les dissections plus difficiles. Mais si l'on peut, comme l'a dit M. Ansiaux, par des mélanges d'éther et de chloroforme dans la proportion de 6/2 ou de 7/1, obvier à cet inconvénient, on peut aussi l'amoindrir de beaucoup en opérant dès que les tissus ont blanchi, car à ce moment la sensibilité est éteinte et le durcissement peu marqué.

Enfin, nous dirons que la *pulvérisation de l'éther* ne peut être mise en usage que pour les *opérations superficielles*, et que les amputations, l'ovariotomie, en un mot *toutes les opérations qui appartiennent à la grande chirurgie réclament l'anesthésie générale.*

On pourra, dans certains cas, remédier à la profondeur en pulvérisant de l'éther dans la plaie, au fur et à mesure que le bistouri du chirurgien s'avancera. Quant à l'étendue en superficie, elle ne peut être à elle seule une contre-indication, car il suffirait d'avoir recours à un certain nombre d'appareils employés simultanément.

Jusqu'ici nous n'avons considéré la pulvérisation de l'éther que comme moyen d'abolir la sensibilité et d'épargner de la sorte aux malades les douleurs d'une opération. Mais son rôle chirurgical doit-il se borner là? L'éther pulvérisé ne peut-il pas servir pour le traitement des plaies? Telle est la question que nous allons essayer de résoudre.

Mettre les plaies à l'abri du contact de l'air, empêcher la fermentation de se produire à la surface, tel doit être le but de cette thérapeutique. Une foule de moyens ont été préconisés pour réaliser ces deux indications. Les uns se rattachent au mode de pansement ou à l'usage d'appareils spéciaux, d'autres à l'emploi de substances destinées à les faire cicatriser. Parmi ces substances, il est un liquide dont les effets ont suggéré à M. Bouisson l'idée de la ventilation des plaies, et ce liquide, c'est l'éther.

« Nul agent, dit ce professeur, ne rappelle mieux les effets à la fois astringents, siccatifs et toniques de la ventilation que les lotions évaporantes faites avec l'éther sulfurique sur les plaies anciennes et les ulcères atoniques. Ce moyen assez répandu dans la pratique des médecins de Montpellier et spécialement recommandé par M. le professeur Lordat, nous a souvent réussi dans les cas où la cicatrisation s'était montrée réfractaire aux pansements habituels et l'observation de ses effets a contribué à nous suggérer l'idée de ventiler les plaies pour obtenir des résultats analogues. » (*Tribut à la chirurgie*, page 184).

C'est donc un fait connu expérimentalement que l'éther versé à la surface des plaies, en favorise la cicatrisation. De là à l'emploi de l'éther pulvérisé il n'y a qu'un pas et l'on conçoit de suite que la pulvérisation doit rendre plus rapide les propriétés cicatrisantes de l'éther.

Quelques essais dirigés dans ce sens nous ont permis de constater, en effet, les résultats suivants :

1° *Action sédative.* — L'éther pulvérisé à la surface d'une plaie produit une sensation de froid qui quelquefois est douloureuse, mais jamais au point de n'être pas tolérée par les malades, et il laisse après elle un sentiment de bien-être, de fraîcheur qui dure plusieurs heures.

Dans les essais que nous avons pu faire, cette action sédative s'est surtout montrée nettement accusée chez des malades affectés de lupus du nez et auxquels la pulvérisation de l'éther détruisait la sensation de chaleur qu'ils ressentaient dans les points envahis par la néoplasie.

Il suffit de signaler cette action sédative de l'éther pulvérisé pour que les praticiens en trouvent de fréquentes applications. Les plaies douloureuses ne sont pas rares et l'on sait que l'éréthisme du système nerveux peut s'opposer à la cicatrisation. Les *fissures à l'anus seront donc traitées avantageusement par ce moyen.*

2° *Action astringente.* — Lorsqu'on pulvérise de l'éther à la surface d'une plaie recouverte de bourgeons charnus exubérants, ces bourgeons charnus se ratatinent, se durcissent, les liquides qu'ils contiennent sont exprimés et la plaie prend un aspect lisse dans les points où les bourgeons charnus sont peu saillants. Si l'on a affaire à des ulcérations recouvertes de croûtes, celles-ci se détachent par le fait du retrait des tissus sous-jacents.

3° *Action siccative.* — Le courant établi par la pulvérisation à la surface d'une plaie la sèche à la façon de la ventilation. Nous n'insisterons pas sur les avantages de dessécher les surfaces suppurantes, car cette question a été appréciée à sa juste valeur par M. Bouisson, dans son mémoire sur la ventilation des plaies et des ulcères.

4° *Action protectrice ou isolante.* — Personne n'ignore combien l'action de l'air est douloureuse sur les ulcérations des lèvres lorsqu'on détache les croûtes qui les recouvrent. C'est surtout chez les malades affectés de lupus ulcéré qu'il nous a été donné d'observer ce fait et nous avons toujours vu ces malades demander à être cautérisés aussitôt après la chute des croûtes, afin de protéger les ulcérations contre le contact de l'air. Or, ces malades comparent la pulvérisation de l'éther à la cautérisation sous ce rapport, et l'action protectrice de l'éther dure plusieurs jours.

5° *Action anti-septique.* — Dans un mémoire lu à la Société de chirurgie, le 19 décembre 1866, M. Sée s'exprime ainsi qu'il suit :

« Le pus altéré par le contact de l'air produit, quand il est absorbé, les accidents les plus graves. Le meilleur moyen de les prévenir est donc de rendre les liquides sécrétés par les surfaces suppurantes parfaitement inoffensifs à l'aide de modifications chimiques qu'on leur fait subir. Toutes les substances qui coagulent l'albumine peuvent servir à cet usage. Mais la plupart de ces agents (acides minéraux, sels métalliques, etc.) forment avec l'albumine des composés qui ne peuvent être repris par l'absorption, et frappent de mort les éléments des tissus avec lesquels ils se trouvent en contact. L'alcool seul est exempt de ces inconvénients. On ne saurait donc trop le recommander dans toutes les circonstances où une violente inflammation est à redouter. »

Au point de vue de la coagulation de l'albumine, l'éther jouit de la même propriété que l'alcool. Or, cette coagulation empêche la fermentation en détruisant l'élément qui sert de nourriture au bio-ferment. Mais ce n'est pas tout, l'éther dissout la graisse, il dissout le soufre, il absorbe aussi le gaz ammoniac, et ce sont tout autant de propriétés anti-septiques.

Il nous semble donc bien démontré que *l'éther pulvérisé*

à la surface d'une plaie réalise les deux conditions éminemment favorables à sa cicatrisation; c'est-à-dire qu'il la met d'un côté à l'abri du contact de l'air, et d'un autre côté qu'il empêche la fermentation de s'opérer à sa surface.

Les résultats obtenus par les médecins de Montpellier confirmaient déjà cette manière de voir, et les quelques applications que nous avons pu faire nous permettent d'affirmer que c'est un excellent moyen pour hâter la cicatrisation des plaies.

Parmi les cas où nous avons appliqué ce mode de traitement, nous citerons un ulcère calleux de la jambe, plusieurs lupus ulcérés et un bubon chancreux.

La pulvérisation de l'éther, chez ces malades, a été prolongée chaque fois jusqu'à la production de la coloration blanche de la peau et renouvelée tous les deux jours. Une application quotidienne serait préférable, et au lieu de laisser les plaies sans pansement après la pulvérisation, on pourrait les recouvrir d'une couche de coton.

Les essais que nous avons pu faire jusqu'à ce jour sont trop restreints pour pouvoir formuler ici nettement les indications et les contre-indications de ce mode de traitement des plaies; mais d'une manière générale, il convient à tous les cas où les pansements alcooliques paraissent indiqués.

Une dernière opinion en faveur de l'éther pulvérisé. Il s'agit non plus de considérer la pulvérisation de l'éther comme moyen de hâter la cicatrisation des plaies, mais *comme modificateur de certaines néoplasies, et en particulier du lupus.* C'est, en effet, en pulvérisant de l'éther sur un lupus érythémateux du nez, que nous avons vu se produire des phénomènes qui ont attiré notre attention. Après une série de pulvérisations, la peau du lobule du nez chez ce malade a repris sa souplesse normale et la rougeur a diminué de beaucoup.

Au premier abord il paraît surprenant que cet agent puisse être considéré comme un modificateur d'une néoplasie, mais si l'on réfléchit qu'elle est la conséquence d'une lésion de nutrition, et le lupus est dans ce cas, il ne semble plus impossible que le refroidissement, en paralysant ou en modifiant l'action des nerfs vaso-moteurs, arrête le mouvement de vitalité ou le ramène à son état normal. Or, nous avons signalé cette action paralysante pour les nerfs vaso-moteurs à l'occasion de l'écoulement sanguin qui se manifeste à la suite de l'anesthésie locale.

C. — Les applications à l'obstétrique de l'éther pulvérisé se réduisent, jusqu'à ce jour, à l'hémorrhagie et à l'opération césarienne.

Nous avons dit, plus haut, quelle était la valeur de la pulvérisation de l'éther dans les métrorrhagies, nous n'insisterons donc pas davantage sur l'importance de cette application.

Quant à l'opération césarienne, elle réclame l'anesthésie générale et cela parce que c'est une des grandes opérations chirurgicales pour lesquelles l'anesthésie locale ne peut, à notre avis, remplir toutes les conditions désirables.

—

www.ingramcontent.com/pod-product-compliance
Ingram Content Group UK Ltd.
Pitfield, Milton Keynes, MK11 3LW, UK
UKHW020443220726
13923UKWH00005B/2295